BEI GRIN MACHT SICH IHR
WISSEN BEZAHLT

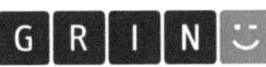

Multimorbide Patienten auf der Intensivstation. Bedeutung der Ökonomisierung der stationären Krankenhausbehandlung für Patienten sowie Angehörige

Anne Lanser

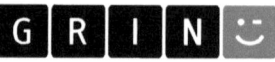

Bibliografische Information der Deutschen Nationalbibliothek:

Die Deutsche Nationalbibliothek verzeichnet diese Publikation in der Deutschen Nationalbibliografie; detaillierte bibliografische Daten sind im Internet über http://dnb.d-nb.de abrufbar.

ISBN: 9783346389329
Dieses Buch ist auch als E-Book erhältlich.

© GRIN Publishing GmbH
Nymphenburger Straße 86
80636 München

Druck und Bindung: Books on Demand GmbH, Norderstedt Germany
Gedruckt auf säurefreiem Papier aus verantwortungsvollen Quellen

Das Buch bei GRIN: https://www.grin.com/document/1000334

Katholische Hochschule Nordrhein-Westfalen
- Abteilung Köln -
Fachbereich Gesundheitswesen

Hausarbeit im Master-Studiengang Pflegemanagement

GESTORBEN WIRD MORGEN

- Hochaltrige Patienten in der Intensivmedizin -

vorgelegt von

Anne Lanser

SoSe 2020

Inhaltsverzeichnis

1 Einleitung

In der ZDF-Sendung am 24.02.2020, „Sterben verboten? Zwischen Therapie und Übertherapie von Barbara Ludewig, wird die intensivmedizinischen Behandlung von multimorbiden, hochaltrigen Patienten in einem 25-minütigen Dokumentarfilm aufgegriffen und thematisiert. Im Rahmen dieser Dokumentation wird der Leidensweg eines männlichen Patienten durch seine Tochter beschrieben. Sein initialer Wunsch war es, letztendlich zum Sterben ins Krankenhaus eingeliefert zu werden. Doch es folgte ein dreiwöchiger Kampf voller qualvoller lebensverlängernder Behandlungsmaßnahmen und hinterließ ohnmächtig und hilflose Angehörige. Der Palliativmediziner Dr. Matthias Thöns leistet, durch Aussagen und Hinweise auf durchgeführte Studien, sein fachspezifisches Wissen zu diesem Beitrag und regt in erheblichem Maße zum Umdenken in der stationären Versorgung, dieser besonderen Patienten, an (vgl. Ludewig 2020).

Als Einstieg in die Thematik wird die Krankenhausfinanzierung und Ökonomisierung, ihre Folgen und die daraus resultierenden möglichen Fehlanreize kurz beschrieben. Der demografische Wandel, wird vor dem Hintergrund einer immer älter werdenden Bevölkerung, aufgegriffen und dargelegt. Um einen umfassenden Einblick in die Behandlung und Therapie von multimorbiden, hochaltrigen Patienten auf deutschen Intensivstationen zu erlangen, werden die Begriffe der Multimorbidität und Hochaltrigkeit definiert und die intensivmedizinische Versorgung dargestellt. Abschließend werden die Chancen für Patienten und Angehörige, vor dem Hintergrund einer Patientenverfügung und Vorsorgevollmacht, thematisiert.

Im nächsten Kapitel (2) der vorliegenden Hausarbeit stellt die Verfasserin kurz ihre berufliche Laufbahn vor, um anschließend die Relevanz für die eigene Praxis darzulegen.

In der vorliegenden Arbeit wird aus Gründen der besseren Lesbarkeit die männliche Form benutzt. Es können dabei aber sowohl männliche als auch weibliche und divers geschlechtliche Personen gemeint sein.

2 Relevanz für die eigene Praxis

Die Verfasserin der vorliegenden Arbeit ist seit 15 Jahren auf verschiedenen Intensivstationen deutschlandweit tätig. Zuletzt arbeitete sie, insgesamt siebeneinhalb Jahre, als Fachgesundheits- und Krankenpflegerin für Anästhesie und Intensivpflege in einem Krankenhaus der Maximalversorgung. Zurückblickend hat sie im Rahmen ihrer beruflichen Tätigkeit immer wieder Situationen erlebt, wo sie durch die heillose Übertherapie mit meist eklatantem Verlauf und infaustem Ausgang von multimorbiden und hochaltrigen Patienten an ihre körperlichen und psychischen Grenzen der Belastbarkeit gestoßen ist. Infolgedessen hat sie die Sinnhaftigkeit ihres eigenen Handelns mehrfach angezweifelt. Im Austausch mit den Kollegen wird von Überforderung, Hilflosigkeit und Gewissenskonflikten gesprochen.

Im Rahmen dieser Hausarbeit, die als abschließende Prüfung des Moduls MMM5 – Pflegerische Arbeitsfelder II unter der Leitung von Prof. Dr. H. angefertigt wurde, möchte sie sich bewusst mit dieser Thematik auseinandersetzen und verschiedene alternative Möglichkeiten aufzeigen, die die Tätigkeit in einem ohnehin hochsensiblen Bereich für alle Beteiligten zu einem respekt- und würdevollem Ort machen. Sie verspricht sich von dieser literaturgestützten Arbeit eine Sensibilisierung in Bezug auf die Übertherapie von multimorbiden und hochaltrigen Patienten und möchte zum Umdenken in Bezug auf die Behandlung, Versorgung und Therapie, innerhalb des interprofessionellen Teams, animieren. Die Verfasserin möchte mit der vorliegenden Arbeit, die Schattenseiten der intensivmedizinischen Behandlung von multimorbiden, hochaltrigen Patienten darstellen. Keinesfalls soll die intensivmedizinische Behandlung dieser besonderen Patientengruppe verallgemeinert oder gar verurteilt werden. Ein besonderes Anliegen der Verfasserin ist es, in diesem Zusammenhang, die weiterführenden Behandlungs- und Therapieeskalationen für jeden Behandlungsfall in Bezug auf das Outcome der Patienten kritisch zu hinterfragen und bewusst zu reflektieren.

3 Ökonomisierung der stationären Krankenhausbehandlung

Der Begriff „Ökonomisierung" in Bezug auf das Gesundheitswesen beschreibt, dass das patientenbezogene Denken und Handeln in Krankenhäusern zunehmend durch eine betriebswirtschaftliche Handlungslogik beeinflusst wird und medizinisch-pflegerische Versorgungsziele durch wirtschaftliche Kalküle und Ziele überlagert werden (vgl. Kühn 2003: 77-98).

Unter Ökonomisierung verstehen der Arzt und Medizinethiker Karl-Heinz Wehkamp und der Ökonom Heinz Naegler (2016), „dass sich Ärzte immer stärker an Entscheidungen Dritter (Mitarbeiter, Gesellschaft, Krankenhauseigentümer, Kostenträger) ausrichten müssen. Davon abzugrenzen sei wirtschaftliches Handeln, [...]." (Wehkamp und Naegler 2016)

Wehkamp und Naegler (2016) befragten im Rahmen einer durchgeführten qualitativen Studie 20 Krankenhausärzte und 21 Geschäftsführer von Krankenhäusern, vor dem Hintergrund die Innenansicht des Klinikalltags sowohl aus der Perspektive der Geschäftsführer, als auch der Ärzte und des Pflegepersonals abzubilden (vgl. Wehkamp und Naegler 2016). „Ärzte berichteten von wiederholten Verletzungen medizinethischer Werte, etwa wenn ‚lukrative' Patienten bevorzugt und ‚unattraktive' abgelehnt wurden." (Wehkamp und Naegler 2016)

Im Rahmen der durchgeführten Studie konnten die Autoren zwei Hauptursachen für die Ökonomisierung ausmachen. „So gebe es zum einen strukturelle und Finanzierungsdefizite, wie Überkapazitäten und mangelnde Investitionsmittel. Zum anderen bestünden Kommunikations- und Führungsdefizite in den Krankenhäusern. Ärzte würden nicht ausreichend in die Leistungs- und Ressourcenplanung einbezogen, [...]." (Wehkamp und Naegler 2016) Weiterführend begünstigten auch fehlende Regularien für ein ethisches Controlling, das zunehmend profitorientierte Handeln in den Krankenhäusern (vgl. Wehkamp und Naegler 2016). Die Deutsche Gesellschaft für Innere Medizin (DGIM), als eine der größten wissenschaftlichen Fachgesellschaften Europas, warnt in einem Positionspapier vor Gewinnstreben in der Klinikmedizin und beobachtet die Entwicklung der Medizin in Krankenhäusern und Kliniken mit Sorge (vgl. Schumm-Draeger et al. 2016: 1183). In den Krankenhäusern „[...] findet eine zunehmende Ökonomisierung der stationären Patientenversorgung statt. Ökonomisierung bedeutet in diesem Zusammenhang: Es wächst der Druck auf die ärztlichen Berufsgruppen, ihr ärztlich-professionelles Handeln einer betriebswirtschaftlichen Nutzenoptimierung bzw. Gewinnmaximierung des Krankenhauses unterzuordnen. Ökonomisierung wird insbesondere dann sichtbar, wenn die aus der gewinnmaximierenden Logik resultierenden Managementmotive höheres Gewicht bekommen als medizinethische professionelle Qualitätsstandards." (Schumm-Draeger et al. 2016: 1183) In Folge dessen führt „[d]ie sich verstärkende und einseitige Fokussierung der Kliniken auf den betriebswirtschaftlichen Erfolg [...] dazu, dass fachmedizinische Leistungen, unabhängig von der gesundheitlichen Situation der Patienten, unangemessen ausgeweitet oder reduziert werden." (Schumm-Draeger et al. 2016: 1183)

„In den Krankenhäusern herrschen Personalnot, Über?, Unter? und Fehlversorgungen. Bei den Entscheidungen über Behandlungen und Dauer des Krankenhausaufenthaltes wird nicht allein nach medizinischen Kriterien entschieden, sondern immer deutlicher danach, was sich gewinnbringend abrechnen lässt. Immer mehr Krankenhäuser werden privatisiert." (Rakowitz 2017)

Abschließend äußert sich die DGIM zu den aktuellen Entwicklungen der Medizin in Krankenhäusern und Kliniken wie folgt: „Der Patient ist kein Kunde, das Krankenhaus kein Wirtschaftsunternehmen." (Schumm-Draeger et al. 2016: 1183)

Im folgenden Unterpunkt 3.1 möchte die Verfasserin, kurz und prägnant, die Krankenhausfinanzierung mit ihren wichtigsten Reformänderungen in Deutschland darlegen.

3.1 Krankenhausfinanzierung

Im Rahmen einer Teilreform des Gesundheitssystems durch das Krankenhausfinanzierungsreformgesetz (KHRG), erfolgte die Umstellung der Krankenhausfinanzierung von tagesgleichen Pflegesätzen[1], auf ein DRG-Fallpauschalensystem. Der Gesetzgeber hat beschlossen, die Vergütung von allgemeinen

---

[1] Allgemeine Krankenhausleistungen wurden bis zum Jahr 2003 über krankenhausindividuelle tagesbezogene Pflegesätze, unabhängig von Behandlungsaufwand/Behandlungsdauer, vergütet (vgl. Bundesministerium für Gesundheit 2020).

Krankenhausleistungen in Form von tagesgleichen Pflegesätzen „[...] durch ein 'durchgängiges, leistungsorientiertes und pauschalierendes Vergütungssystem' [Hervorhebung im Original] (§ 17b Abs. 1 Satz 1 KHG) zu ersetzen." (Bundesministerium für Gesundheit 2020)

Seit dem 1.Januar 2004 ist die Abrechnung von DRG-Fallpauschalen allen Krankenhäusern verbindlich vorgegeben." (Simon 2017: 242)

Durch die Einführung von diagnosebezogenen Fallpauschalen werden die Krankenhäuser unter einen erheblichen Kostendruck gesetzt. „Es war die Bundesgesetzgebung, die die Einführung des DRG-Fallpauschalensystems vorgab und damit das erklärte Ziel verfolgte, die Kliniken unter wirtschaftlichen Druck zu setzen und einen erheblichen Teil der Krankenhäuser zu ‚Verlierer' [...]." (Baum und Tuschen 2000, zitiert nach Simon 2015: 51) „Darüber hinaus setzt die seit 2004 eingesetzte Vergütungssystematik im stationären Sektor explizite Anreize für eine ständige Steigerung der Effizienz." (Tiemann et al. 2017: 51)

„Die voll- und teilstationären Leistungen der 1.592 allgemeinen (somatischen) Krankenhäuser werden über das seit der Ausgliederung der Pflegepersonalkosten im Jahr 2020 bezeichnete aG-DRG-System (Diagnosis Related Groups[2]) nach § 17b Krankenhausfinanzierungsgesetz (KHG) vergütet. Einzelheiten der Vergütung der DRG-Krankenhäuser werden im Krankenhausfinanzierungsgesetz (KHG), im Krankenhausentgeltgesetz (KHEntgG) und in der Fallpauschalenvereinbarung der Selbstverwaltungspartner geregelt." (Bundesministerium für Gesundheit 2020) Mit der Verabschiedung des Krankenhausfinanzierungsgesetzt (KHG) im Jahr 1972 wurde die duale Krankenhausfinanzierung in Deutschland eingeführt. Duale Krankenhausfinanzierung bedeutet in diesem Zusammenhang, dass die Investitionskosten von den Bundesländern und die Betriebskosten von den Krankenkassen getragen werden (vgl. Tiemann et al. 2017: 57). Wie eingangs beschrieben, erfolgt die Vergütung von Krankenhausleistungen, die in diesem Kontext die Betriebskosten eines Krankenhauses abbilden, seit 2004 auf der Basis von diagnosebezogenen Fallpauschalen (DRG's) (vgl. Tiemann et al. 2017: 57). „Die **Eingruppierung** [Hervorhebung im

---

[2] DRG's sind diagnosebezogene Fallgruppen eines Patientenklassifikationssystems, die eine bestimmte Gesamtheit von Patienten nach ökonomischen und medizinischen Kriterien aufteilt (vgl. Simon 2017: 241).

Original] in die DRG-Fallpauschale erfolgt EDV-gestützt (Grouper[3]) und wird insbesondere bestimmt durch die **Krankheitsart (Diagnose), den Schweregrad der Erkrankung sowie die erbrachten Leistungen (Operationen und Prozeduren)** [Hervorhebung im Original]." (Bundesministerium für Gesundheit 2020)

„Bei Patientinnen und Patienten mit leichten Erkrankungen sind die Vergütungen geringer als bei schweren, aufwändig zu behandelnden Erkrankungen. Der unterschiedliche Behandlungsaufwand wird durch Bewertungsrelationen ausgedrückt. Mit der Fallpauschale wird die Vergütung einer definierten Erkrankung und deren Behandlung (ohne die anfallenden Pflegepersonalkosten am Bett) in einer bestimmten Bandbreite der Verweildauer kalkuliert. Innerhalb dieser Bandbreite wird die gleiche Pauschale unabhängig von der tatsächlichen Verweildauer gezahlt. Einer Über- oder Unterschreitung der ermittelten Bandbreite der Verweildauer wird durch Vergütungszuschläge oder -abschläge Rechnung getragen. Grundsätzlich ergibt sich der Preis einer Fallpauschale durch Multiplikation der Bewertungsrelation der jeweiligen DRG mit dem Landesbasisfallwert." (Bundesministerium für Gesundheit 2020) „Insgesamt ist festzustellen, dass sich die Krankenhausvergütung immer stärker weg von einer pauschalierten Vergütung hin zu einer prozedurenorientierten Vergütung bzw. Einzelleistungsvergütung bewegt." (Tiemann et al. 2017: 61)

Krankenhäuser, die nicht in den Krankenhausplan[4] (Plankrankenhäuser[5]) aufgenommen sind, müssen für die Investitionskosten aus eigener Kraft aufkommen oder aber mit den Krankenkassen eine gesonderte vertragliche Vereinbarung treffen, die über das Krankenhausfinanzierungsgesetz (KHG) geregelt wird (vgl. Simon 2017: 236f.). Investitionen von Plankrankenhäusern werden aus den KHG-Fördermittel, die von den Ländern aufzubringen sind, getätigt (vgl. Simon 2017: 236). Die meisten Bundesländer kommen ihrer Verpflichtung zur Finanzierung von Investitionen nicht in ausreichendem Maße nach. Diesem

---

[3] Bezeichnet eine spezielle Software, die im Rahmen des Gruppierungsprozesses von stationären Behandlungsfällen zum Einsatz kommt (vgl. Tiemann et al. 2017: 57).
[4] In einen Krankenhausplan sind alle geeigneten Krankenhäuser aufgenommen, die für eine bedarfsgerechte Versorgung notwendig sind (vgl. Simon 2017: 233).
[5] Ein Plankrankenhaus hat einen Versorgungsauftrag für eine bestimmte Versorgungsregion, bestimmte medizinische Fachgebiete und ist in den Krankenhausplan des jeweiligen Bundeslandes aufgenommen (vgl. Simon 2017: 258).

Umstand ist geschuldet, dass sich die Krankenhäuser gezwungen sehen, Gelder für die notwendigen Investitionen aus ihren laufenden Einnahmen zu finanzieren. Vor diesem Hintergrund wurden in den letzten Jahren vermehrt Stellen, insbesondere im Pflegebereich abgebaut, um dadurch die eingesparten Mittel für Investitionen zu nutzen (vgl. Simon 2015: 50).

Um einen besseren Bezug und die Notwendigkeit des Umdenkens hinsichtlich der intensivmedizinischen Versorgung und Behandlung von multimorbiden, hochaltrigen Patienten zu bekommen, möchte die Verfasserin nachfolgend die demografische Entwicklung in Deutschland darstellen.

3.2 Demografische Entwicklung in Deutschland

In der nachfolgenden Grafik wird das Voranschreiten des demografischen Wandels zwischen den Jahren 1990, dem Jahr der deutschen Wiedervereinigung und 2018 verglichen.

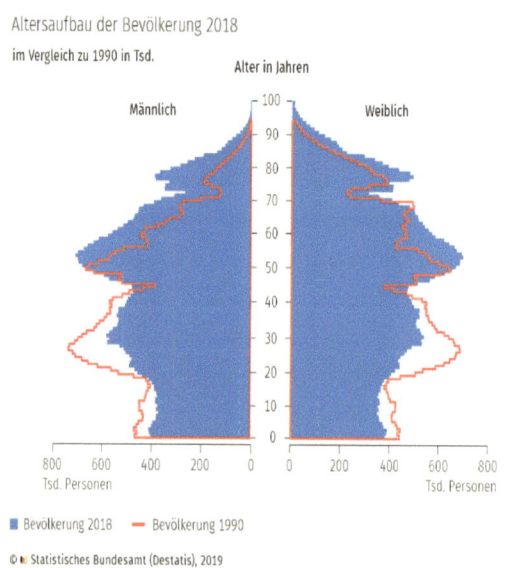

Abbildung 1 Altersaufbau der Bevölkerung 2018
(Quelle: Statistisches Bundesamt 2020)

7

„Die sinkende Zahl der Menschen im jüngeren Alter und die gleichzeitig steigende Zahl älterer Menschen verschieben den demografischen Rahmen in bisher nicht gekannter Art und Weise. Jede zweite Person in Deutschland ist heute älter als 45 und jede fünfte Person älter als 66 Jahre". (Statistisches Bundesamt 2020) „Die stark besetzten Jahrgänge von 1955 bis 1970, die zur sogenannten Babyboom-Generation gehören, bildeten im Jahr 1990 als 20- bis 35-Jährige die größte Altersgruppe. Das sind sie auch heute noch, sie sind aber in das höhere Erwerbsalter gekommen und werden in den nächsten zwei Jahrzehnten aus dem Erwerbsalter ausscheiden." (Statistisches Bundesamt 2020)

Zwischen 1990 und 2018 ist die Anzahl der Personen mit einem Alter ab 70 Jahren von beachtlichen acht auf 13 Millionen gestiegen. Besonders deutlich wird hierbei, dass innerhalb der höheren Altersklassen mittlerweile auch Männer ein höheres Lebensalter erreichen. (vgl. Statistisches Bundesamt 2020).

„Die Zahl derjenigen, die 100 Jahre und älter werden, wächst ebenso. Betrug die Lebenserwartung von Neugeborenen Ende des 19. Jahrhunderts noch unter 40 Jahre, waren es Mitte des 20. Jahrhunderts schon über 60 Jahre. Derzeit werden Frauen im Durchschnitt bereits knapp 83 Jahre alt, Männer 78 Jahre. Das ist allein seit 1970 eine Zunahme von etwa zehn Jahren – und die Lebenserwartung steigt weiter an." (Kühn 2017)

So hat eine heute 65-jährige Frau im Durchschnitt noch eine weitere Lebenserwartung von 20 Jahren. Ein Neugeborenes, welches 2010 in Deutschland geboren wurde, wird mit 50-prozentiger Wahrscheinlichkeit 100 Jahre alt werden (vgl. Kühn 2017).

Statistisch betrachtet leben die Menschen somit länger und sterben erst in einem hohen Alter. Demzufolge wird insbesondere die Zahl der Menschen im hohen Alter ab 80 Jahre beständig steigen und somit der gesamte Altersdurchschnitt der Bevölkerung (vgl. Kühn 2017; Statistisches Bundesamt 2020).

„Diese als schleichend empfundenen Prozesse werden sich in naher Zukunft deutlich beschleunigen". (Statistisches Bundesamt 2020)

Die abgebildete grafische Darstellung (Abb. 1) wird auch als Alterspyramide bezeichnet, selbst wenn sie für Deutschland betrachtet, schon längst keine Py ramidenform mehr hat. „So gleicht sie heute optisch eher einer »zerzausten Wettertanne«, wie sie einmal bildhaft beschrieben wurde." (Grobecker et al. 2018: 15)

Vor dem Hintergrund der Demografischen Entwicklung rückt die Generation der alten und hochbetagten Menschen in den Fokus der Betrachtung. In diesem Zusammenhang entstehen gerade in der letzten Lebensphase von hochaltrigen Menschen besonders hohe Gesundheitskosten. Denn je länger die Menschen leben, desto wahrscheinlicher treten auch Krankheiten des hohen Alters auf (vgl. Huber 2006). Die altersbedingt auftretenden Krankheiten sind häufig mit besonders hohen Kosten verbunden (vgl. Huber 2006).

4 Multimorbide, hochaltrige Patienten auf der Intensivstation

In diesem Kapitel geht es vor allem um den multimorbiden, hochaltrigen Patienten auf der Intensivstation. Zu Beginn werden die Begriffe „Multimorbidität" und „Hochaltrigkeit" definiert und abschließend die intensivmedizinische stationäre Versorgung dargelegt.

4.1 Definition Multimorbidität

Im Rahmen der Internet- und Literaturrecherche konnte die Autorin keine exakte und einheitliche Definition von „Multimorbidität" erörtern. Die Deutsche Gesellschaft für Allgemeinmedizin und Familienmedizin e.V. (DEGAM) hat diesbezüglich mit ihrer S3-Leitlinie „Multimorbidität" den Versuch unternommen, neue Wege zu beschreiten und miteinander zu verbinden. Lange Zeit war es umstritten, dass es jemals eine S3-Leitlinie zu diesem hochkomplexen Themenbereich geben würde, denn Leitlinien adressieren für gewöhnlich Einzelerkrankungen und sind daher häufig realitätsfremd (vgl. DEGAM 2017: 7; Lenzen-Schulte (2017: A998).

Die DEGAM (2017) definiert die Multimorbidität, als „das gleichzeitige Vorliegen mehrerer chronischer Erkrankungen (drei oder mehr[...]), wobei nicht eine einzelne Erkrankung im besonderen Fokus der Aufmerksamkeit steht und Zusammenhänge zwischen den Krankheiten zwar bestehen können (z.B. über geteilte Risikofaktoren, oder bei Folgeerkrankungen), aber nicht müssen.[...]" (DEGAM 2017: 8f.) Weiterführend wird der Verweis angeführt, dass in diesem Zusammenhang zahlreiche Definitionen und Operationalisierungen existieren (vgl. DEGAM 2017: 8). Das Robert Koch Institut (o.J.) bezeichnet die Multimorbidität, das gleichzeitige Auftreten mehrerer Erkrankungen, als ein Charakteristikum der gesundheitlichen Lage älterer Menschen (vgl. RKI o.J.).

„Im Alter vorliegende Krankheiten sind zudem **häufig chronisch und irreversibel** [Hervorhebung durch Verfasserin]. Sie bestehen nicht unabhängig voneinander; vielmehr greifen Krankheitsfolgen, damit verbundene Funktionseinschränkungen und erforderliche Arzneimitteltherapien in komplexer Weise ineinander." (RKI o.J.[6])

„Für die Betroffenen resultiert hieraus ein hohes Risiko, auftretende Fehlfunktionen von Organsystemen nicht mehr kompensieren zu können. Damit sind Einbußen an unabhängiger Lebensführung, Selbstbestimmung und Lebensqualität verbunden, außerdem ergibt sich häufig ein umfassender Behandlungsbedarf. Die Versorgung älterer multimorbider Menschen stellt in ethischer, medizinischer und sozioökonomischer Hinsicht eine gesamtgesellschaftliche Herausforderung dar." (RKI o.J.)

4.2 Definition Hochaltrigkeit

„Es gibt keine einheitliche Definition dessen, wann ein Mensch organisch, psychisch und sozial hochaltrig ist. Es ist eine pragmatische Definition, wenn Menschen mit wenigstens 80 oder 85 Jahren als hochaltrig gelten." (Eggen 2012: 11) „Hochaltrigkeit ist ein unscharfer Begriff, auch wenn in der wissenschaftlichen und öffentlichen Diskussion häufig die Unterscheidung zwischen dem ‚dritten und vierten Lebensalter' gemacht wird (eine ähnliche Unterscheidung ist die zwischen den so genannten ‚jungen Alten' und ‚alten Alten')." (Bundesministerium für Familie, Senioren, Frauen und Jugend 2002: 53)

Grobecker et al. (2018) bezeichnen innerhalb eines Auszuges aus dem Datenreport von 2018 zum Thema Bevölkerung und Demografie (Altersaufbau, Geburtenentwicklung und Lebenserwartung), im Rahmen einer Datenanalyse und -auswertung, 6% der Bevölkerung als hochbetagt, d.h. 80 Jahre oder älter (vgl. Grobecker et al. 2018). Ebenfalls spricht das Statistische Bundesamt in Bezug auf die Annahmen und Ergebnisse der 14. koordinierten Bevölkerungsvorausberechnung von Hochaltrigkeit ab dem 80. Lebensjahr (vgl. Statistisches Bundesamt 2019: 26). Im Vierten Altenbericht aus dem Jahr 2002 werden „die Lebensbedingungen und Bedürfnisse einer in Zukunft rasch weiter wachsenden [sic!] Gruppe alter Menschen, nämlich der über 80-jährigen behandelt und sich ausführlich den Auswirkungen von Hochaltrigkeit und Demenz auseinandergesetzt." (Bundesministerium für Familie, Senioren, Frauen und Jugend 2016)

---

[6] Anmerkung der Verfasserin: Erscheinungsjahr kann nicht rekonstruiert werden, daher erfolgt die Angabe mit dem Verweis „o.J." (ohne Jahresangabe).

„Man kann also als eine erste vorläufige Definition eine Altersgrenze zwischen 80 und 85 Jahren als den Beginn der Hochaltrigkeit angeben, wobei diese Definition aufgrund der dynamisch sich verändernden Lebenserwartung in Zukunft möglicherweise höher angesetzt werden muss." (Bundesministerium für Familie, Senioren, Frauen und Jugend 2002: 53)

4.3 Der hochaltrige Patient auf der Intensivstation

Um einen ersten Eindruck von den Gegebenheiten einer Intensivstation zu erlangen, dient die folgende Abbildung (Abb. 2). Die fotografisch festgehaltene Momentaufnahme zeigt einen vermutlich hochaltrigen Mann, das genaue Alter ist nicht bekannt, welcher im Rahmen der bereits eingeleiteten Beatmungstherapie wahrscheinlich in einem künstlichen Koma liegt. Betrachtet man die Szenerie weiter, so kann man unweigerlich feststellen, dass zahlreiche Medikamente mittels Spritzenpumpen über einen großlumigen zentralen Venenkatheter, der hier an der linken Halsseite sichtbar wird, infundiert werden.

Diese Abbildung wurde aus urheberrechtlichen
Gründen von der Redaktion entfernt.

Abbildung 2 Hochaltrige Patienten in der Intensivmedizin
(Quelle: Thöns 2018)

Dies geschieht einerseits, um die vitalen Kreislauffunktionen zu stabilisieren bzw. aufrechtzuerhalten und andererseits, um die künstliche Narkose fortbestehen zu lassen. Weiterführend wird der abgebildete Patient über eine Magensonde, die über die Nase in den Magen eingelegt wird, künstlich ernährt. Vorne rechts im Bild lässt sich eine Dialysemaschine erkennen, was darauf schließen lässt, dass die Nierenfunktion des Patienten nur noch eingeschränkt oder gar nicht mehr vorhanden ist. Die Filtration von toxischen Stoffen und die Ausscheidung als solches, muss von einem externen Gerät übernommen werden. Abschließend lässt sich feststellen, dass der hier abgebildete Patient an den Händen fixiert[7] ist. Dies ist in der Praxis eine gängige Methode um die Bewegungsfreiheit des Patienten, im Sinne des „Lifeline-Schutz", einzuschränken. „Lifeline-Schutz" bedeutet in diesem Zusammenhang, den Patienten davor zu bewahren, sich bei evtl. Aufwachreaktionen und/oder Abwehrbewegungen versehentlich selbstständig die lebenswichtigen Zugänge zu ziehen und sich infolgedessen einer kritischen lebensbedrohlichen Situation auszusetzen.

Durch das Fortschreiten des demografischen Wandels und der immer älter werdenden Bevölkerung, (siehe Unterpunkt 3.2 Demografische Entwicklung in Deutschland) rücken die speziellen Bedürfnisse der hochaltrigen Patienten immer mehr in den Vordergrund. Die Medizin im Alter gewinnt zunehmend an Bedeutung. Im Alter erhöht sich, durch eine verringerte Anpassungs- und Widerstandsfähigkeit des älteren Organismus, das Erkrankungsrisiko. „Der Altersschnitt in Notfall- und Intensivmedizin steigt von Jahr zu Jahr. 75 Prozent der Intensivpatienten befinden sich im Rentenalter, jeder vierte leidet unter fortgeschrittenem Krebs." (Thöns 2017: 25) „Während die Erfolge moderner Intensivmedizin in aller Munde sind, ist ihr Nutzen bei multimorbiden Greisen oder bei schwerem Hirnleiden oft unklar bis fehlend. **Bei fehlendem Nutzen spricht man von Übertherapie** [Hervorhebung durch Verfasserin]." (Thöns 2017: 25) „Übertherapie ist entweder eine Behandlung, die die Therapieziele des Patienten nicht erreichen kann beziehungsweise dem Patienten mehr schadet als

---

[7] Anmerkung der Verfasserin: Diese Maßnahme obliegt zwingend einer schriftlichen ärztlichen Anordnung und stellt im strafrechtlichen Sinne eine freiheitsentziehende Maßnahme dar (vgl. Großkopf und Klein 2012: 443).

nutzt. Oder sie ist eine Therapie, die gegen den Willen des Patienten erfolgt. Beides ist eigentlich rechtlich verboten und wird berufsethisch abgelehnt." (Teigeler 2018: 28) Finanzielle Anreize sind oftmals ursächlich für diese Übertherapie, die für die Betroffenen meist mit sehr leidvollen Erfahrungen einher geht (vgl. Thöns 2017: 25). Zurückblickend auf den eingangs beschriebenen Dokumentarfilm von Ludewig (2020) „Sterben verboten? Zwischen Therapie und Übertherapie werden diese leidvollen Erfahrungen und Qualen des hochaltrigen Patienten sehr eindrücklich beschrieben (vgl. Ludewig 2020). Im Rahmen der intensivmedizinischen Behandlung wird oft alles gemacht, was technisch möglich ist, solange niemand aus dem interprofessionellen Team oder der Familie massiv widerspricht. „Immer mehr Menschen fürchten die Apparatemedizin. Viele hoffen, sich durch Patientenverfügungen davor schützen zu können." (Thöns 2017: 25)

Im nachfolgenden fünften Kapitel möchte die Verfasserin, Chancen und Möglichkeiten für Patienten und Angehörige aufzeigen, die die intensivmedizinische Behandlung beschränken bzw. das Dilemma der Übertherapie mit den daraus resultierenden körperlichen und psychischen Folgen für den Patienten und seine Angehörigen verhindern soll.

5 Chancen für Patienten und Angehörige

Um in Notfallsituationen nicht aus einer stressbehafteten oder emotionalen Entscheidung heraus, diagnostischen, operativen und therapeutischen Maßnahmen zuzustimmen, ist es wichtig, seine Wünsche früh- und rechtzeitig zu überdenken, zu kommunizieren und schriftlich zu fixieren. Weiterführend ist es im eigenen Interesse, den Ermessungsspielraum für den mutmaßlichen Patientenwillen, der im Notfallgeschehen bei fehlender kognitiver Funktion herangezogen wird, so eng und konkret wie möglich zu fassen. Die Patientenverfügung und Vorsorgevollmacht sind in diesem Kontext von besonderer Bedeutung und werden folglich thematisiert.

5.1 Patientenverfügung

Im Zeitalter der modernen und hochtechnisierten, sich stetig weiterentwickelnden Intensivmedizin, haben besonders hochaltrige Patienten zunehmend Angst vor dieser Apparatemedizin, die den erlösenden Tod qualvoll hinauszögert.

Um ein selbstbestimmtes Sterben in Würde zu ermöglichen wird seit einigen Jahren über Patientenverfügungen und andere Vorsorgemöglichkeiten gesellschaftlich diskutiert. In diesem Zusammenhang hat das Bundesministerium der Justiz und für Verbraucherschutz eine Broschüre "Patientenverfügung" veröffentlicht (vgl. Bundesministerium der Justiz und für Verbraucherschutz 2020). Der Deutsche Bundestag hat am 18. Juni 2009 mit dem §1901a BGB die gesetzliche Grundlage beschlossen und damit die Rahmenbedingungen für den Umgang mit einer Patientenverfügung geregelt (vgl. Bundesministerium für Gesundheit 2020a).

Die Broschüre „Patientenverfügung" Leiden - Krankheit – Sterben, befasst sich ausführlich und detailliert mit der Fragestellung: „Wie bestimme ich, was medizinisch unternommen werden soll, wenn ich entscheidungsunfähig bin?" und bietet in diesem Zusammenhang [...] „eine Hilfestellung für Fragen, die sich aufgrund einer Krankheit, als Folge eines schweren Unfalls oder am Ende des Lebens stellen können." (Bundesministerium der Justiz und für Verbraucherschutz 2020: 5) Patienten können mithilfe einer Patientenverfügung vorsorglich festlegen, welche ärztlichen Maßnahmen und Eingriffe erfolgen sollen und unter

15

welchen Bedingungen auf ärztliche Maßnahmen verzichtet werden soll, falls sie nicht mehr selbst entscheiden können. Somit soll sichergestellt werden, „[...] dass der Patientenwille umgesetzt wird, auch wenn er in der aktuellen Situation nicht mehr geäußert werden kann." (Bundesministerium für Gesundheit 2020a) Im Rahmen der Internetrecherche konnte die Verfasserin feststellen, dass es eine Vielzahl von unterschiedlichen Vordrucken und Textbausteinen in Bezug auf die Patientenverfügung gibt. An dieser Stelle möchte die Verfasserin darauf hinweisen, dass der eigene Wille für eine konkrete Behandlungssituation klar zum Ausdruck gebracht werden muss, damit eine Patientenverfügung für alle Beteiligten verbindlich ist (vgl. Bundesministerium der Justiz und für Verbraucherschutz 2020: 6). „Jede und jeder einwilligungsfähige Volljährige kann eine Patientenverfügung verfassen, die sie oder er jederzeit formlos widerrufen kann." (Bundesministerium für Gesundheit 2020a) Die Patientenverfügung sollte unter Berücksichtigung der gesetzlichen Regelung schriftlich verfasst und eigenhändig oder durch ein von einem Notar beglaubigtes Handzeichen unterzeichnet werden (vgl. Bundesministerium der Justiz und für Verbraucherschutz 2020: 13). Um den Willen des Betroffenen vollumfänglich zu wahren, ist eine Patientenverfügung niemals hinreichend, „[...] sondern es bedarf auch immer eines willensstarken Vorsorgebevollmächtigten." (Thöns 2018: 26)

Demzufolge wird im weiteren Verlauf, im Unterpunkt 5.2, auf die Vorsorgevollmacht als weitere Vorsorgemöglichkeit eingegangen.

5.2 Vorsorgevollmacht

Die Vorsorgevollmacht ermöglicht dem Betroffenen eine andere vertrauensvolle Person zu bevollmächtigen, stellvertretend in seinem Namen zu handeln. Eine Vorsorgevollmacht kann sich auf verschiedene Lebensbereiche beziehen. Der Betroffene kann den Bevollmächtigten diesbezüglich mit der Wahrnehmung von einzelnen oder aber auch allen Angelegenheiten beauftragen (vgl. Bundesministerium der Justiz und für Verbraucherschutz 2017). Durch die Ausstellung einer Vorsorgevollmacht ist dem Betroffenen die Möglichkeit gegeben, die Bestellung eines Betreuers durch das Betreuungsgericht abzuwenden. Um etwaigen Konflikten innerhalb der Familie oder des Freundeskreises vorzubeugen, ist es ratsam, nur eine Person zu bevollmächtigen (vgl. Bundesministerium der Justiz und für Verbraucherschutz 2017). Abschließend ist es nicht zwingend notwendig, sowohl die Patientenverfügung als auch die Vorsorgevollmacht für ihre Gültigkeit beglaubigen zu lassen. Mit einer öffentlichen Beglaubigung der Vorsorgevollmacht wird bestätigt, dass die Unterschrift auf der Vorsorgevollmacht vom Antragsteller stammt (vgl. Bundesministerium der Justiz und für Verbraucherschutz 2020a). Eine notarielle Beurkundung bestätigt die Geschäftsfähigkeit zum Zeitpunkt der Bevollmächtigung. „Durch eine notarielle Beurkundung können darüber hinaus spätere Zweifel an der Wirksamkeit der Vollmacht vermieden werden, weil die notarielle Urkunde schon für sich allein beweist, dass Sie und niemand anderes die Erklärungen in der Vollmacht abgegeben haben und nichts geändert oder hinzugefügt wurde (§ 415 der Zivilprozessordnung)." (Bundesministerium der Justiz und für Verbraucherschutz 2020a)

5.3   palliativ statt intensiv ?

Bezugnehmend auf den Dokumentarfilm „Sterben verboten? Zwischen Therapie und Übertherapie von Ludewig (2020) wäre es für alle Beteiligten, unter Berücksichtigung des Patientenwillens, ehrwürdig und angemessen gewesen, einen palliativen Behandlungsansatz der kurativen Medizin vorzuziehen und dem Patienten somit ein würdevolles Sterben zu ermöglichen. Dieser Film zeigt auf, dass es auch heute noch akute Diskrepanzen zwischen Patientenwillen und Behandlungskonzept der Mediziner gibt. Vor diesem Hintergrund und in Folge des demografischen Wandels, einer immer älter werdenden Bevölkerung, ist ein Umdenken zwingend notwendig. Eine Anpassung und Optimierung der Behandlungs- und Therapiekonzepte an die besonderen Bedürfnisse von hochaltrigen Patienten ist unabdingbar und die palliative Versorgung sollte diesbezüglich stärker in den Fokus der Betrachtung rücken.

Im Juli 1994 wurde die Deutsche Gesellschaft für Palliativmedizin e.V. (DGP), mit Sitz in Berlin, gegründet (vgl. Deutsche Gesellschaft für Palliativmedizin e.V. (2018).

Die WHO definierte im Jahr 2002 „Palliativmedizin/Palliative Care" wie folgt, sie „[…]*ist ein Ansatz zur Verbesserung der Lebensqualität von Patienten und ihren Familien, die mit Problemen konfrontiert sind, die mit einer lebensbedrohlichen Erkrankung einhergehen, und zwar durch Vorbeugen und Lindern von Leiden, durch frühzeitiges Erkennen, Einschätzen und Behandeln von Schmerzen sowie anderer belastender Beschwerden körperlicher, psychosozialer und spiritueller Art.'* [Hervorhebung im Original]." (Deutscher Hospiz- und Palliativ-Verband e.V. o.J.a)

„Während die kurative Medizin das Wohlbefinden der Patienten vorübergehend dem Ziel der Heilung unterordnet, geht es der Palliativmedizin darum, die Lebensqualität der schwerstkranken und sterbenden Menschen so weit wie möglich bis zum Tod zu erhalten, und Sterben zuzulassen. **Eine Lebensverlängerung um jeden Preis ist nicht das Ziel.** [Hervorhebung durch Verfasserin] **Sterben wird als Teil des Lebens begriffen.** [Hervorhebung durch Verfasserin]" (Deutscher Hospiz- und PalliativVerband e.V. o.J.)

Die Palliativmedizin orientiert sich dabei stets an den Wünschen und Bedürfnissen der schwerstkranken und sterbenden Menschen und deren Angehörigen (vgl. Deutscher Hospiz- und PalliativVerband e.V. o.J.).

Trotz dieser Möglichkeit kommt es im innerklinischen Bereich, gerade auf Intensivstationen, immer wieder zu sogenannten Übertherapien, wie bereits in Unterpunkt 4.3 beschrieben. Der Anästhesist und Palliativmediziner Dr. Matthias Thöns ist davon überzeugt, dass geldliche Fehlanreize dafür hauptsächlich und verantwortlich sind (vgl. Tegeler 2018: 28). „[…] denn ich habe noch nie über ein Zuviel an Hausbesuchen, Psychotherapie oder menschlicher Pflege gehört. Probleme gibt es nur bei hochpreisigen Leistungen." (Tegeler 2018: 28)

Weiterführend können Fehleinschätzungen, medizinischer Ehrgeiz und wohl-meinender Paternalismus[8], Gründe für eine Übertherapie darstellen (vgl. Tegeler 2018: 28). Ein weiterer Faktor stellt die Angst dar. „[…] Angst vor rechtlichen Konsequenzen, wenn nicht alles, was technisch möglich ist, gemacht wird. Zudem ist es immer viel einfacher, ‚etwas zu tun', als schwierige Gespräche zu führen und etwas liebevoll zu unterlassen." (Tegeler 2018: 28)

---

[8] „Unter dem Stichwort ‚Paternalismus' wird in der Medizinethik darüber diskutiert, inwiefern mit Berufung auf die Fürsorge auch Eingriffe in autonome Patientenentscheidungen zu rechtfertigen sind. Paternalistisch sind Maßnahmen in diesem Kontext dann, wenn sie dazu bestimmt sind, das Wohl von Personen auch gegen deren Willen zu schützen." (Deutsches Referenzzentrum für Ethik in den Biowissenschaften 2018)

6 Fazit und Ausblick

Die vorliegende Hausarbeit wurde im Rahmen des Moduls MMM5 – Pflegerische Arbeitsfelder II unter der Leitung von Prof. Dr. Heuel angefertigt und stellt eine abschließende Modul-Prüfungsleistung dar.

Im Rahmen der Internet- und Literaturrecherche hat sich die Verfasserin umfassend mit den multimorbiden, hochaltrigen Patienten in Deutschland befasst.

Die demografische Entwicklung in Deutschland, der rasante medizinisch-technische Fortschritt und die Ökonomisierung im Gesundheitssystem stellen die Gesellschaft und die Politik in Zukunft vor große Herausforderungen.

Die Verfasserin konnte im Rahmen der Literaturrecherche darlegen, dass die Bevölkerung infolge des demografischen Wandels immer älter wird, demzufolge wird ein in 2010 geborenes Neugeborenes mit 50-prozentiger Wahrscheinlichkeit 100 Jahre alt werden. Dies bedeutet, dass das Auftreten von altersbedingten Krankheiten in Zukunft weiter progredient ansteigt. Da altersbedingt auftretende Krankheiten häufig mit besonders hohen Kosten verbunden sind, wird die finanzielle Belastung auf das Gesundheitssystem weiter drastisch ansteigen. Die Ökonomisierung im Gesundheitssystem führt unweigerlich zu Fehlanreizen, die u.a. mit einer Übertherapie von multimorbiden, hochaltrigen Patienten auf den Intensivstationen einhergeht. Um dieses Dilemma zu vermeiden, ist es unabdingbar, dass die palliativen und persönlichen Wünsche des Patienten berücksichtigt werden. In diesem Kontext liegt es in der Verantwortung jedes Einzelnen sich mit dem Leben und Sterben, mit einer Patientenverfügung, Vorsorgevollmacht und dem persönlichen Willen am Lebensende auseinanderzusetzen. Das Thema „Sterben und Tod" ist nach wie vor ein Tabuthema, über das gesellschaftlich nicht gerne gesprochen wird. Die Folgen einer Übertherapie, eines wochenlangen quälenden und leidvollen Martyriums sind für alle beteiligten Personen, sowohl für den Patienten als auch für die Angehörigen, Pflegekräfte, Ärzte und fachübergreifenden Berufsgruppen wie Physiotherapeuten, Logopäden, usw. kräftezerrend, kaum zu ertragen und können im weiteren Verlauf schwerwiegende Krankheiten mit sich bringen. Die Palliativmedizin muss vor diesem Hintergrund gesellschaftlich und politisch mehr diskutiert werden und in der Praxis vermehrt Anwendung finden, damit in Zukunft wieder eine ganzheitlich am Menschen orientierte Pflege möglich ist und ein solches Szenario wie in dem eingangs thematisierten Dokumentarfilm, nicht zum traurigen Alltagsgeschäft der Pflegenden und Ärzte auf den Intensivstationen wird.

Abbildungsverzeichnis

Abkürzungsverzeichnis

Abb.	Abbildung
Abs.	Absatz
BGB	Bürgerliches Gesetzbuch
bzw.	beziehungsweise
DEGAM	Deutsche Gesellschaft für Allgemeinmedizin
DGIM	Deutsche Gesellschaft für Innere Medizin e.V.
DGP	Deutsche Gesellschaft für Palliativmedizin
d.h.	das heißt
Dr.	Doktor
DRG	Diagnosis Related Group
EDV	Elektronische Datenverarbeitung
et al.	et alii (und andere)
e.V.	eingetragener Verein
evtl.	eventuell
GmbH	Gesellschaft mit beschränkter Haftung
mbH	mit beschränkter Haftung
Hrsg.	Herausgeber
Jg.	Jahrgang
KHEntgG	Krankenhausentgeltgesetz
	und Familienmedizin e.V.
KHG	Krankenhausfinanzierungsgesetz
KHRG	Krankenhausfinanzierungsreformgesetz
Matr.-Nr.	Matrikelnummer
o.J.	ohne Jahresangabe
Prof.	Professor
RKI	Robert Koch Institut
S.	Seite(n)
SoSe	Sommersemester
u.a.	unter anderem
usw.	und so weiter
vgl.	vergleiche

WHO	Weltgesundheitsorganisation
z.B.	zum Beispiel
ZDF	Zweites Deutsches Fernsehen

Literaturverzeichnis

Bundesministerium der Justiz und für Verbraucherschutz (2020): Patientenverfügung. Leiden – Krankheit – Sterben. Wie bestimme ich, was medizinisch unternommen werden soll, wenn ich entscheidungsunfähig bin? [online] https://www.bmjv.de/SharedDocs/Publikationen/DE/Patientenverfuegung.pdf?__blob=publicationFile&v=38, S. 1-48 [30.08.2020].

Bundesministerium der Justiz und für Verbraucherschutz (2020a): Betreuungsrecht. Mit ausführlichen Informationen zur Vorsorgevollmacht, [online] https://www.bmjv.de/SharedDocs/Publikationen/DE/Betreuungsrecht.pdf?__blob=publicationFile&v=34, S. 1.63 [31.08.2020].

Bundesministerium der Justiz und für Verbraucherschutz (2017): Vorsorge und Patientenrechte, [online] https://www.bmjv.de/DE/Themen/VorsorgeUnd Patientenrechte/Betreuungsrecht/Betreuungsrecht.html?nn=6765634#[Thema1], [30.08.2020].

Bundesministerium für Gesundheit (2020): Krankenhausfinanzierung, [online] https://www.bundesgesundheitsministerium.de/krankenhausfinanzierung.html [28.08.2020].

Bundesministerium für Gesundheit (2020a): Patientenrechte. Patientenverfügung, [online] https://www.bundesgesundheitsministerium.de/ patientenverfuegung.html, [30.08.2020].

Bundesministerium für Familie, Senioren, Frauen und Jugend (2016): Siebter Altenbericht. Sorge und Mitverantwortung in der Kommune – Aufbau und Sicherung zukunftsfähiger Gemeinschaften und Stellungnahme der Bundesregierung, [online]   https://www.bmfsfj.de/blob/120144/2a5de459ec4984cb2f83739785 c908d6/7--altenbericht---bundestagsdrucksache-data.pdf, [30.08.2020].

Bundesministerium für Familie, Senioren, Frauen und Jugend (2002): Vierter Bericht   zur   Lage   der   älteren   Generation,   [online] https://www.bmfsfj.de/blob/94658/4a99f36664eba951dd911974f883b956/prm-21786-4--altenbericht-teil-i-data.pdf, S. 1-108 [30.08.2020].

Deutsche Gesellschaft für Allgemeinmedizin und Familienmedizin e.V. (2017): https://www.awmf.org/uploads/tx_szleitlinien/053-047l_S3_   Multimorbiditaet_2018-01.pdf, S. 1-67 [10.08.2020].

Deutsche Gesellschaft für Palliativmedizin e.V. (2018): Die Deutsche Gesellschaft für Palliativmedizin, [online] https://www.dgpalliativmedizin.de/allgemein /ueber-uns.html, [20.08.2020].

Deutscher Hospiz- und PalliativVerband e.V. (o.J.): Palliativmedizin, [online] https://www.dhpv.de/themen_hospiz-palliativ_palliativmedizin.html, [20.08.2020].

Deutscher Hospiz- und PalliativVerband e.V. (o.J.a): Palliative Pflege/ Palliative Care, [online] https://www.dhpv.de/themen_hospiz-palliativ_palliative-pflege.html, [20.08.2020].

Deutsches Referenzzentrum für Ethik in den Biowissenschaften (2018): Medizinischer Paternalismus, [online] http://www.drze.de/im-blickpunkt /patientenverfuegungen/module/medizinischer-paternalismus, [31.08.2020].

Eggen, B. (2012): Hochaltrigkeit. Aspekte einer späten Lebensphase, [online] https://www.statistik-bw.de/Service/Veroeff/Monatshefte/PDF/Beitrag12_01_02. pdf, S.11-16 [29.08.2020].

Grobecker, C., Krack-Roberg, E., Pötzsch, O., Sommer, B. (2018): Auszug aus dem Datenreport 2018. Kapitel 1: Bevölkerung und Demografie. Statistisches Bundesamt (Hrsg.), [online] https://www.destatis.de/DE/Service/Statistik-Campus/Datenreport/Downloads/datenreport-2018-kap-1.pdf?__blob=publicationFile&v=4 [20.08.2020].

Großkopf, V. und Klein, H. (2012): Recht in Medizin und Pflege. 4., vollständig überarbeitete Auflage, 4. Auflage, Balingen, Spitta Verlag.

Huber, W. (2006): „Der Faktor Mensch - Wertorientierung und Ökonomisierung im Gesundheitswesen" – Vortrag im Hanns-Lilje-Forum, Hannover [online] https://www.ekd.de/061005_huber_hannover.htm [18.08.2020].

Kühn, F. (2017): Die demografische Entwicklung in Deutschland. Eine Einführung [online] https://www.bpb.de/politik/innenpolitik/demografischer-wandel/196911/fertilitaet-mortalitaet-migration#footnode9-9 [28.8.2020].

Kühn, H. (2003): Ethische Probleme der Ökonomisierung von Krankenhausarbeit, in: A. Büssing und J. Glaser (Hrsg.): *Dienstleistungsqualität und Qualität des Arbeitslebens im Krankenhaus,* Schriftenreihe Organisation und Medizin, Göttingen, Hogrefe Verlag, S. 77-98.

Lenzen-Schulte, M. (2017): Multimorbidität. Wenn Krankheiten interagieren, in: *Deutsches Ärzteblatt,* Jg. 114, Heft (20), S. A998-A999, Berlin, Deutscher Ärzteverlag GmbH.

Ludewig, B. (2020): Sterben verboten? Zwischen Therapie und Übertherapie, [online] https://www.zdf.de/verbraucher/wiso/uebertherapie-100.html [28.08.2020].

Rakowitz, N. (2017): Krankenhaus statt Fabrik. bedarfsgerecht. gemeinwohlorientiert, [online] https://www.krankenhaus-statt-fabrik.de/205 [28.08.2020].

Robert Koch Institut (o.J.): Gesundheit A-Z. Multimorbidität, [online] https://www.rki.de/DE/Content/Gesundheitsmonitoring/Gesundheitsberichterstattung/GesundAZ/Content/M/Multimorbiditaet/Multimorbiditaet.html [20.08.2020].

Schumm-Draeger, P.-M., Mann, K., Müller-Wieland, D., Fölsch, U.-R. (2016): Der Patient ist kein Kunde, das Krankenhaus kein Wirtschaftsunternehmen, in: *DMW-Deutsche Medizinische Wochenschrift,* Ausgabe 16 (141), Stuttgart, Georg Thieme Verlag KG, S. 1183-1185.

Simon, M. (2015): Unterbesetzung und Personalmehrbedarf im Pflegedienst der allgemeinen Krankenhäuser. Eine Schätzung auf Grundlage verfügbarer Daten, [online] https://orange.handelsblatt.com/wp-content/uploads/2017/09/Unterbesetzung-und-Personalmehrbedarf-im-Pflegedienst.pdf, S. 1-55, [28.08.2020].

Simon, M. (2017): Das Gesundheitssystem in Deutschland. Eine Einführung in Struktur und Funktionsweise, 6. Auflage, Bern, Hogrefe Verlag.

Statistisches Bundesamt (Destatis) (2020): Bevölkerung. Demografischer Wandel, [online] https://www.destatis.de/DE/Themen/Querschnitt/Demografischer-Wandel/_inhalt.html [29.08.2020].

Statistisches Bundesamt (Destatis) (2019): Bevölkerung im Wandel. Annahmen und Ergebnisse der 14. koordinierten Bevölkerungsvorausberechnung, [online] https://www.destatis.de/DE/Presse/Pressekonferenzen/2019/Bevoelkerung/pressebroschuere-bevoelkerung.pdf?__blob=publicationFile, S. 1-69.

Teigeler, B. (2018): „Viele Pflegekräfte ertragen das nicht". Übertherapie in der Intensivmedizin, in: *PflegenIntensiv. Fachzeitschrift für Intensiv-, Anästhesie- und Op-Pflege,* Jg. 15, Ausgabe (4/18), Melsungen, Bibliomed Medizinische Verlagsgesellschaft mbH, S. 26-30.

Thöns, M. (2018): Hochaltrige Patienten in der Intensivmedizin. Heillos überthe-rapiert, in: *Die Schwester. Der Pfleger. Die Fachzeitschrift für die Pflege,* Jg. 57, Ausgabe (7/18), Melsungen, Bibliomed Medizinische Verlagsgesellschaft mbH, S. 24.27.

Tiemann, O., Busse, R., Schreyögg, J. (2017): Leistungsmanagement in Krankenhäusern, in: R. Busse, J. Schreyögg, T. Stargardt (Hrsg.), *Management im Gesundheitswesen. Das Lehrbuch für Studium und Praxis,* 4. Auflage, Berlin, Springer Verlag, S. 50-79.

Wehkamp, K.-H. und Naegler, H. (2016): Ökonomisierung im Krankenhaus: Zwischen Verantwortung und Profitstreben, [online] https://www.aerzteblatt.de/nachrichten/71543/Oekonomisierung-im-Krankenhaus-Zwischen-Verantwortung-und-Profitstreben [24.08.2020].